Ushmita Mehta
C. Munish Reddy
Amit kumar Khera

TADS VS MÉTODOS CONVENCIONAIS DE ANCORAGEM NA RETRACÇÃO DE CÃES

Ushmita Mehta
C. Munish Reddy
Amit kumar Khera

TADS VS MÉTODOS CONVENCIONAIS DE ANCORAGEM NA RETRACÇÃO DE CÃES

POTENCIAL DE ANCORAGEM DOS TADS VS MÉTODOS CONVENCIONAIS

ScienciaScripts

Cover image: www.ingimage.com

This book is a translation from the original published under ISBN 978-620-8-06556-0.

Publisher:
Sciencia Scripts
is a trademark of
Dodo Books Indian Ocean Ltd. and OmniScriptum S.R.L publishing group

120 High Road, East Finchley, London, N2 9ED, United Kingdom
Str. Armeneasca 28/1, office 1, Chisinau MD-2012, Republic of Moldova, Europe
Printed at: see last page
ISBN: 978-620-8-25473-5

INTRODUÇÃO

A questão da ancoragem tem sido uma preocupação significativa no campo da ortodontia há muito tempo. De acordo com a terceira lei de Newton, toda ação tem uma reação igual e oposta. Quando os dentes são sujeitos a forças e momentos durante o tratamento ortodôntico, são geradas forças recíprocas da mesma magnitude, mas em direção oposta. Para garantir o sucesso do tratamento e evitar movimentos dentários indesejados, essas forças recíprocas devem ser resistidas ou desviadas. Proffit e Fields[1] definiram a ancoragem como a resistência ao movimento dentário indesejado. Portanto, é crucial para o ortodontista considerar não apenas as forças necessárias para a movimentação dentária, mas também os potenciais movimentos dentários indesejados que podem ocorrer em resposta a essas forças.

Em pacientes com protrusão bimaxilar, a extração dos primeiros pré-molares e o fechamento completo dos espaços de extração com retração anterior são necessários para que ocorram as mudanças necessárias nos tecidos moles. Assim, o fechamento dos espaços é uma fase crucial no tratamento ortodôntico, particularmente quando as extrações estão envolvidas no plano de tratamento. É um processo complexo e multifacetado que exige conhecimento, experiência e proficiência para ser executado de forma eficaz[2] . A retração em dois passos e a retração em massa são as duas técnicas para conseguir o encerramento do espaço de extração. Tradicionalmente, acreditava-se que a retração independente do canino produzia menos força mesial para os dentes posteriores e poderia produzir menos perda de ancoragem, por isso era preferida em relação à retração em massa, mas um estudo realizado por Rizk et al (2017) provou que ambas as abordagens são eficazes para fechar o espaço, e há pouca diferença entre elas em termos de quanta retração dos dentes anteriores ou perda de ancoragem molar ocorre. No entanto, uma grande desvantagem da retração em duas etapas é que leva mais tempo para fechar o espaço em comparação com a retração em massa[3] . Em certas situações, como quando há apinhamento significativo nos dentes anteriores ou discrepância na linha média, pode não ser possível para um ortodontista retrair todos os dentes juntos sem arriscar a perda de ancoragem durante a fase inicial de alinhamento e nivelamento. Para resolver este problema, pode ser necessário retrair o dente canino precocemente para alinhar corretamente os dentes da frente e melhorar o controlo da ancoragem , .[45]

Todos os aparelhos ortodônticos são construídos tendo como prioridade máxima a gestão da ancoragem. A relação entre a retração dos incisivos e a protração dos molares tem sido tipicamente utilizada para descrever as três situações de ancoragem na dimensão anteroposterior. Enquanto a ancoragem mínima envolve a protracção dos segmentos vestibulares, a ancoragem máxima inclui a retração dos incisivos e a ancoragem intermédia envolve o encerramento do espaço recíproco. A ancoragem absoluta, onde as unidades de ancoragem permanecem completamente estacionárias, é ocasionalmente desejada, mas tipicamente impraticável com a mecânica ortodôntica convencional.

Em situações em que é necessária a máxima ancoragem/ máxima

retração dos dentes anteriores/ mínima protracção posterior, foram propostos dispositivos extra-orais (aparelhos extrabucais). No entanto, a maioria dos pacientes recusa os aparelhos extra-orais devido a razões sociais e psicológicas, pelo que a perda de ancoragem e o movimento mesial dos molares superiores são frequentemente detectados. Assim, o sucesso dos aparelhos extra-orais depende muito da cooperação do paciente.

Para ultrapassar esta situação, foram introduzidos aparelhos intra-orais, tais como o arco transpalatino (TPA), o arco palatino de nance ou o arco lingual. No entanto, estes dispositivos intra-orais, quando utilizados para reforçar a ancoragem durante a retração do segmento anterior em casos de extração, não produzem uma melhoria notável na estabilização da posição anteroposterior ou vertical dos primeiros molares superiores[6] . A ancoragem intra-oral é geralmente considerada um método pouco fiável, e muitas vezes requer o uso de aparelhos demorados e ineficazes que têm numerosos efeitos adversos, como a extrusão ou o movimento mesial dos molares.

Portanto, a busca por uma unidade de ancoragem ideal resultou em dispositivos de ancoragem esquelética ou óssea que não dependem da colaboração do paciente, dos tecidos moles ou da dentição. Em seguida, inúmeros relatórios sobre sistemas de ancoragem ortodôntica absoluta foram publicados, demonstrando sua crescente popularidade e importância. Alguns deles envolviam apenas parafusos, enquanto outros combinavam parafusos e miniplacas. Estas ferramentas mostraram resultados promissores como um método de ancoragem barato, que os pacientes podiam manusear bem, era clinicamente e anatomicamente flexível, e podia ser carregado imediatamente.

O primeiro dispositivo de ancoragem esquelética foi o parafuso de vitallium utilizado em cães mestiços por Gainsforth e Higley[7] em 1945. Posteriormente, em 1969, Linkow[8] propôs implantes como soluções de ancoragem e forneceu pormenores sobre a utilização de um implante de lâmina endóssea para a retração de dentes anteriores. Em 1983, Creekmore e Eklund[9] utilizaram um parafuso de osteossíntese de titânio para efetuar a intrusão do incisivo maxilar. Passado um ano, em 1984, Roberts[10] et al. analisaram o impacto da carga imediata e da carga gradual de implantes dentários em coelhos. Em seguida, Block e Hoffman[11] introduziram o palato como local para dispositivos de ancoragem com o desenvolvimento do onplant em 1995, e Wehrbein[12] et al. utilizaram o palato como local de implante em 1996. Em 1997, houve um grande avanço quando Kanomi[13] utilizou um mini-implante como dispositivo de ancoragem especialmente concebido para uso ortodôntico.

Os mini-implantes ortodônticos são uma ajuda poderosa para um profissional de ortodontia na resolução de más oclusões difíceis. Após a primeira publicação, tem havido um aumento notável na atenção clínica e na investigação sobre os mini-implantes ortodônticos (MIOs). O termo "mini-implantes ortodônticos" descreve a sua função, tamanho (mini: com alguns milímetros de diâmetro) e forma do implante. As taxas de sucesso dos OMIs variam entre 60% e 100%, o que varia consoante a maxila e a mandíbula. Embora os OMIs não sejam absolutamente estáveis sob forças oclusais e ortodônticas, e a inclinação destes implantes tenha sido observada nalguns casos, não tem um impacto significativo na sua estabilidade clínica. Uma das complicações mais comuns relacionadas com a ancoragem esquelética é a falha do mini-implante ortodôntico, que se regista em 10% dos casos. As causas do insucesso dos implantes dentários podem incluir factores do hospedeiro, como a osteoporose, a diabetes não controlada, o tabagismo e os hábitos parafuncionais, factores cirúrgicos, como uma técnica cirúrgica inadequada, e factores de gestão, como a mobilidade e a inflamação.

A colocação de mini-parafusos durante o tratamento ortodôntico pode levar a várias complicações biológicas, incluindo trauma nas raízes, danos nos nervos e trauma nos vasos sanguíneos. Para além disso, a colocação pode também causar desconforto, dor e inflamação, levando potencialmente ao não cumprimento do plano de tratamento. Além disso, existe um risco de infeção e inflamação associado à colocação de mini-parafusos. Por fim, a visibilidade destes dispositivos pode afetar a estética do paciente, causando autoconsciência durante o tratamento.

Quando são introduzidos novos métodos, surgem normalmente preocupações. Os clínicos estão interessados em conhecer a capacidade de ancoragem, as taxas reais de sucesso e os potenciais efeitos secundários dos mini-implantes para ancoragem ortodôntica. Para melhorar a compreensão do potencial de ancoragem oferecido por estes mini-implantes, é feita uma comparação entre a perda de ancoragem utilizando estes implantes e os métodos tradicionais durante a retração individual dos caninos.

DISCUSSÃO

A gestão da ancoragem no tratamento ortodôntico é fundamental, pois evita movimentos dentários indesejados, resultantes das forças reativas exercidas com o objetivo de movimentar os dentes. De acordo com **Graber**[14] , o termo ancoragem é referido como "a natureza e o grau de resistência ao deslocamento oferecido por uma unidade anatómica quando usada com o propósito de afetar o movimento dentário".

Foi introduzido pela primeira vez por **Edward Angle**[15] em 1900, onde ele descreve o conceito de usar os dentes como âncoras para controlar o movimento dentário. Nos anos 70, os dispositivos de ancoragem extra-orais, como o aparelho extrabucal[16] , tornaram-se populares, fornecendo pontos de ancoragem adicionais para os aparelhos ortodônticos e melhorando a eficácia do tratamento. No entanto, todos esses tratamentos iniciais dependiam da cooperação do paciente, que muitas vezes não era confiável.

Para ultrapassar este facto, nos anos 80, a ancoragem ortodôntica foi revolucionada pelo advento dos implantes osseointegrados, proporcionando pontos de ancoragem estáveis e robustos sem a necessidade de dispositivos extra-orais. Isto levou ao desenvolvimento dos TADs, que são pequenos mini-parafusos ou pinos inseridos diretamente no maxilar para proporcionar ancoragem.

Atualmente, a ancoragem ortodôntica evoluiu significativamente e temos uma gama de opções disponíveis, como o aparelho extrabucal, TPA, arcada palatina de nance, arcada lingual, mini-implantes, TADs e mini-parafusos ósseos, que são categorizados de acordo com o local utilizado para ancoragem em ancoragem extrabucal, ancoragem dentária e ancoragem esquelética. A ancoragem esquelética é um avanço recente; antes do seu aparecimento, apenas os métodos de ancoragem convencionais (extra-orais e dentários) eram utilizados para tratar casos de ancoragem máxima.

MÉTODOS DE ANCORAGEM CONVENCIONAIS

ARCO TRANSPALATAL

O arco transpalatino (TPA) foi introduzido por Robert A. Goshgarian em 1972. É um aparelho ortodôntico comumente utilizado que consiste em um fio ou barra conectando duas bandas fixadas nos primeiros molares permanentes superiores através do palato. O seu principal objetivo é alterar ou estabilizar a posição dos molares superiores em três dimensões, incluindo a rotação e verticalização dos molares, a estabilização das dimensões transversais posteriores e a manutenção de espaços livres durante a transição da dentição. Também fornece ancoragem adicional durante a retração do segmento anterior no tratamento de extração. De acordo com McNamara et al., a conexão dos dois primeiros molares superiores cria uma âncora firme que impede o movimento mesial dos dentes. O uso do TPA é predominante no tratamento ortodôntico tanto para a dentição permanente quanto para a mista .[17]

ARCO PALATINO DE NANCE

O arco palatino de Nance, desenvolvido por Hayes Nance (1893-1964), é comumente empregado na terapia ortodôntica para manter o comprimento do arco e oferecer suporte nos planos vertical e anteroposterior. Esse dispositivo é composto por bandas fixadas nos dentes molares e um botão palatino de acrílico posicionado próximo à região das rugas palatinas, na parte anterior do palato. As bandas estão ligadas ao botão por um fio de aço inoxidável redondo de 0,9 mm. O botão de acrílico encosta-se à mucosa palatina e obtém apoio do palato duro. Também foi desenvolvida uma variação do aparelho de Nance que utiliza acessórios palatinos colados aos dentes e não requer bandas molares. Ambas as versões são fixadas na boca do paciente .[18]

CABEÇALHO

O aparelho extrabucal é frequentemente utilizado no tratamento ortodôntico para proporcionar mais estabilidade e força durante movimentos dentários significativos ou quando a mordida do paciente precisa ser corrigida. Ele pode ser particularmente útil durante a retração dos caninos, pois pode fornecer a força necessária para mover esses dentes para a posição correta[19] . No início do tratamento, o ortodontista avalia a necessidade de ancoragem extra-oral do paciente e determina a posição ideal para a colocação do aparelho. Posteriormente, o aparelho é fixado ao aparelho ou a outros dispositivos ortodônticos na boca e ajustado para garantir a força necessária para o movimento dentário desejado. Os doentes são normalmente instruídos para usarem o arnês durante um número específico de horas por dia, muitas vezes durante o sono ou em casa.

Embora os métodos convencionais tenham sido frequentemente utilizados anteriormente, existem vários problemas associados a estes dispositivos que não podem ser ignorados. Um dos principais desafios é o facto de os dispositivos convencionais, como os arneses, exigirem a colaboração do doente e poderem ser desconfortáveis de usar, levando a uma fraca colaboração e à ineficácia do tratamento. Além disso, estes dispositivos podem ser volumosos e esteticamente pouco atraentes, causando ansiedade social a alguns doentes e exigindo também um tempo de cadeira significativo para a colocação e ajuste, o que pode aumentar o tempo e os custos globais do tratamento. Ao tentar fechar o espaço com o aparelho convencional, como a arcada palatina de nance, podem surgir potenciais problemas, como a quebra do aparelho, dificuldades na manutenção da higiene oral, possibilidade de o botão de acrílico se incrustar nos tecidos moles palatinos e a formação de feixes nos tecidos gengivais atrás dos incisivos superiores.

Por conseguinte, a procura de uma unidade de ancoragem ideal resultou em dispositivos de ancoragem esquelética ou óssea que não dependem da colaboração do paciente, dos tecidos moles ou da dentição. Em seguida, foram publicados inúmeros relatórios sobre sistemas de ancoragem ortodôntica absoluta relacionados com os DAT, demonstrando a sua crescente popularidade e importância.

DISPOSITIVOS DE FIXAÇÃO TEMPORÁRIA

O primeiro dispositivo de ancoragem esquelética foi o mini-parafuso de vitallium utilizado em cães mestiços por **Gainsforth e Higley**[7] em 1945. Posteriormente, em 1969, **Linkow**[8] propôs implantes como soluções de ancoragem e forneceu pormenores sobre a utilização de um implante de lâmina endóssea para a retração de dentes anteriores. Um mini-parafuso de titânio para osteossíntese foi utilizado em 1983 por **Creekmore e Eklund**[9] para efetuar a intrusão do incisivo maxilar.

Roberts et al (1984)10 investigaram os efeitos da carga imediata e retardada de implantes dentários em coelhos, enquanto **Turley et al (1988)**20 estudaram o impacto da ancoragem absoluta no movimento dentário em cães utilizando implantes endósseos.

Block e Hoffman (1995)21 introduziram o palato como localização do dispositivo de ancoragem com a invenção do onplant, e **Wehrbein et al**[12] (1996) utilizaram o palato como local de implante. **Em 1997, Kanomi**[13] foi o primeiro a utilizar um mini-implante de 1,2 mm de diâmetro para fins ortodônticos. Posteriormente, foram publicados inúmeros relatórios sobre sistemas de ancoragem ortodôntica absoluta, o que alargou as possibilidades da ortodontia. A versatilidade dos mini-implantes pode resolver alguns casos de forma mais eficiente do que a mecânica tradicional, resultando em tempos de tratamento mais curtos ou resultados mais previsíveis. Nessas situações, a ancoragem com mini-implantes pode ser recomendada se os potenciais benefícios superarem os riscos e se alinharem com as preferências do paciente. No entanto, uma vez que muitas decisões de tratamento ortodôntico são baseadas na sabedoria convencional, os clínicos que pretendem utilizar mini-implantes devem adotar um novo paradigma de planeamento do tratamento e devem também considerar vários factores, tais como o tamanho, o local e o ângulo de colocação do implante para aumentar a sua estabilidade.

Schnelle et al[22] sugeriram que os locais para a colocação de mini-parafusos devem ter osso adequado e gengiva aderente, pelo que a região mesial ou distal do primeiro molar é frequentemente um local adequado para a colocação de mini-parafusos para movimentos anterior-posterior

Vários estudos sugeriram que o comprimento dos mini-implantes também pode afetar a sua estabilidade. **Kim YK et al**[23] constataram que os mini-implantes mais compridos proporcionam uma maior estabilidade devido ao maior binário durante a remoção, mas podem fraturar durante a inserção devido à necessidade de um maior binário de inserção. Do mesmo modo, **Kuroda et al, Sarul et al e Antonzewska et al**[24,25,26] nos seus estudos relataram taxas de sucesso mais elevadas com implantes mais longos, com uma hierarquia de 12 mm>10 mm>8 mm>6 mm. No entanto, também podem existir riscos associados aos implantes mais compridos, como o aumento do torque de inserção ou potenciais danos nas raízes e nos tecidos de suporte. Posteriormente, **Ardani et al**[27] verificaram que a utilização de mini-parafusos de 8 mm e 10 mm proporcionava uma resistência de ancoragem eficaz em ossos com densidade ideal.

Num estudo realizado por **Miyawaki et al**[28] , foi observado que a estabilidade dos mini-implantes estava significativamente relacionada com o seu diâmetro. Os autores verificaram que a taxa de sucesso a 1 ano dos implantes com um diâmetro de 1,5 ou 2,3 mm era significativamente superior à dos implantes com um diâmetro de 1 mm. Apoiando este facto**, Carano et al**[29] também advertiram contra a utilização de implantes com menos de 1,3 mm, particularmente em casos com osso cortical mandibular espesso. Posteriormente, **Berens et al**[30] sugeriram um diâmetro mínimo de 2 mm na mandíbula e de 1,5 mm no palato, enquanto

Chatzigianni et al[31] verificaram que quando os níveis de força eram baixos (0,5 N), não existiam diferenças significativas na deslocação com base no comprimento e diâmetro do implante. No entanto, quando os níveis de força eram elevados (2,5 N), os mini-implantes de 9 mm apresentavam uma deslocação significativamente menor do que os implantes de 7 mm, e os mini-implantes de 2 mm de largura apresentavam uma deslocação significativamente menor do que os de 1,5 mm de largura.

As angulações dos mini-parafusos também podem afetar a sua estabilidade, uma vez que **Deepak Paul et al**[32] descobriram que os mini-parafusos colocados com uma angulação de 90° eram mais estáveis do que os colocados com uma angulação de 60° nos respectivos análogos ósseos. Em apoio a este facto**, Petrey JS et al, Omar A e Lee et al - -**[333435] também verificaram que os mini-parafusos colocados com uma angulação de 90° no osso cortical produziam mais resistência e estabilidade, enquanto **Park et al**[36] introduziram um ângulo de inserção oblíquo para evitar danos na raiz quando havia mais espaço disponível na região apical. No entanto, **Maya RR et al**[37] concluíram que a seleção da angulação do implante se baseia na sua localização anatómica. Por exemplo, os mini-implantes colocados no osso retromolar e distobucal da mandíbula e da maxila podem ser colocados a 90° em relação ao osso para aumentar a estabilidade e reduzir o contacto da raiz com o implante do parafuso sem reduzir o comprimento do parafuso. No entanto, nem sempre é possível inserir mini-parafusos a 90°, pelo que se recomenda uma abordagem angulada.

Em geral, a escolha dos factores de colocação de mini-implantes deve ser cuidadosamente considerada com base nas necessidades e caraterísticas específicas de cada paciente.

Os mini-parafusos estão a tornar-se cada vez mais populares, uma vez que oferecem várias vantagens, tais como um tamanho mais pequeno, um maior número de locais de implantação, uma colocação mais fácil, um período de espera mais curto ou mesmo inexistente e a eliminação da necessidade de trabalho laboratorial, estando localizados no interior da boca e, por conseguinte, não sendo visíveis extra-oralmente, não dependendo da colaboração do doente e não afectando a oclusão. Para além disso, a utilização de mini-parafusos reduz o tempo de tratamento e também há uma menor exigência de uma higiene oral rigorosa.

Para além disso, existem duas vantagens principais em definir as indicações específicas para a utilização de mini-implantes ortodônticos. Em primeiro lugar, assegura que estes dispositivos são utilizados de forma adequada, conduzindo a melhores resultados de tratamento. Em segundo lugar, evitar a utilização de mini-implantes quando os métodos tradicionais seriam suficientes evita tratamentos desnecessários. Os mini-implantes podem ser utilizados para aplicar força nos 3 planos, ou seja, antero-posterior, vertical e transversal: -

CORRECÇÕES NO PLANO ANTERO-POSTERIOR.

- Uma vez que as preocupações com a ancoragem não são um fator, a decisão entre a extração dos primeiros ou segundos pré-molares pode basear-se inteiramente na anatomia do dente, juntamente com o estado periodontal e de restauração do paciente.
- Os casos que requerem uma ancoragem absoluta, ou seja, protrusão bimaxilar de classe I ou casos de classe II, podem beneficiar de mini-implantes para evitar a perda de

ancoragem.

- Indivíduos com incisivos laterais ausentes que necessitam de substituição de caninos podem achar benéfica a ancoragem absoluta. Esta abordagem permite que os segmentos posteriores sejam protraídos.
- Indivíduos que necessitam de correção da má oclusão de Classe II de Angle através da distalização dos molares.

CORRECÇÕES NO PLANO VERTICAL.

- Em pacientes com crescimento maxilar posterior excessivo, as mordidas abertas anteriores podem ser corrigidas através da intrusão dos segmentos posteriores do maxilar.
- Os mini-implantes podem ajudar no controlo vertical dos segmentos posteriores da mandíbula em pacientes com ângulo elevado...
- Os incisivos superiores podem ser intruídos em pacientes com excesso de gengiva e mordida profunda.
- Os incisivos mandibulares podem ser intruídos em pacientes com mordida profunda e uma curva de Spee pronunciada.

- Os planos oclusais inclinados também podem ser corrigidos.

CORRECÇÕES NO PAINEL TRANSVERSAL

- Correção das discrepâncias da linha média dentária
- Expansão das arcadas apertadas
- Correção de mordidas cruzadas, especialmente quando a expansão dentária não é suficiente

- Tratamento de arcadas assimétricas

TAXA DE SUCESSO DOS MINI-PARAFUSOS

Um estudo de **Park et al (2006)**[36] relatou uma elevada taxa de sucesso global de 91,6% para implantes mini-parafusos utilizados como ancoragem, com um tempo médio de aplicação de força de 15 meses. A taxa de sucesso comunicada por **Garfinkle et al (2008)**[38] para OMIs foi mais elevada para OMIs com carga do que para OMIs sem carga. **Fritz et al**[39] também relataram uma taxa de sucesso moderada para os MIOs em seres humanos e observaram que existe uma curva de aprendizagem para a colocação de MIOs, destacando a necessidade de treinamento e experiência adequados ao usar esses dispositivos. Curiosamente, não houve diferença significativa na taxa de sucesso relativamente ao início da aplicação de força, indicando a possibilidade de carga imediata dos implantes mini-rosca.

Embora os miniparafusos permanecessem clinicamente estáveis, eles não estavam completamente estacionários sob carga ortodôntica. De acordo com um estudo realizado por **Liou et al.**[40] , em 2004, os miniparafusos foram inclinados para frente e extruídos na direção da carga ortodôntica, com uma variação de 1,0 a 1,5mm, devido à interposição de uma camada de tecido fibroso entre os miniparafusos e o osso circundante. Essa camada de tecido fibroso permitiu que o miniparafuso fosse extruído e inclinado na direção da carga ortodôntica, assim como um dente contra o ligamento periodontal. Esta deslocação pode também ser atribuída a vários factores, incluindo o tamanho do acessório, a magnitude da força ortodôntica, a profundidade do mini-parafuso no interior do local do implante, a qualidade e quantidade de osso no local do implante. No entanto, esta deslocação não seria um assunto sério até que prejudicasse os órgãos vitais adjacentes, como as raízes dentárias, os nervos e os vasos sanguíneos, o que é muito importante, mas ignorado.

Em geral, estes estudos demonstram a eficácia da ancoragem baseada em implantes no tratamento ortodôntico, com diferentes tipos de implantes a oferecerem diferentes graus de sucesso e aplicabilidade em diferentes cenários clínicos.

Como todos sabemos, o sucesso e o insucesso andam de mãos dadas. Assim, apesar da elevada taxa de sucesso dos mini-implantes, também se registaram insucessos, com uma taxa de aproximadamente 10%[23] ,3 ,[641] . As causas incluem factores do hospedeiro, como a osteoporose, a diabetes não controlada, o tabagismo e os hábitos parafuncionais; factores cirúrgicos, como uma técnica cirúrgica inadequada; e factores de gestão .[39]

Relativamente aos factores do hospedeiro, os implantes mini-parafusos colocados na maxila apresentaram uma taxa de sucesso significativamente mais elevada do que os colocados na mandíbula, e o lado esquerdo teve um sucesso significativamente mais elevado do que o lado direito. Estudos efectuados por **Cheng et al, Fritz et al e Park et al**[36 ,39 ,41] também relataram taxas de sucesso mais elevadas para OMIs na maxila do que na mandíbula, enquanto estudos recentes de **Huja et al e Kim et al**[42,43] apoiaram a ideia de que a mandíbula proporciona uma retenção superior de OMI.

A aparente discrepância realça a necessidade de considerar as propriedades dos tecidos duros e moles no local de colocação do MIO, uma vez que a largura e a espessura da gengiva aderida têm um impacto direto na quantidade de contacto entre o implante e o osso. A largura da gengiva aderida aumenta desde a infância até à idade adulta, acreditando-se que a posição da junção mucogengival é fixa. A gengiva aderida era geralmente mais larga na maxila do que na mandíbula, e nas regiões anteriores em comparação com as posteriores.

Além disso, outras causas de insucesso dos mini-implantes de parafuso incluem factores cirúrgicos, como a falta de estabilidade inicial, o sobreaquecimento durante a colocação e a incompatibilidade entre o orifício piloto e o diâmetro do implante de mini-implante de parafuso, que se enquadram nos factores cirúrgicos. Por outro lado, nos factores de gestão do procedimento, os implantes mini-rosca com tecido mole sobrejacente a cobrir as cabeças dos mini-rosca apresentaram maior sucesso do que os expostos na mucosa oral, embora esta diferença não tenha sido estatisticamente significativa. Os implantes mini-rosca no osso alveolar palatino superior, entre o primeiro e o segundo molar, apresentaram maior sucesso do que os implantes noutras localizações. Quanto aos factores de gestão ambiental, os implantes mini-rosca com inflamação apresentaram taxas de sucesso significativamente mais baixas, uma vez que a inflamação pode danificar o osso que rodeia o colo do implante mini-rosca. Os implantes mini-rosca com mobilidade também apresentaram um sucesso significativamente inferior aos implantes sem mobilidade.

RETRACÇÃO DO CANINO

Durante o século passado, houve um debate contínuo entre os ortodontistas sobre a utilização da extração de dentes para fins ortodônticos. No entanto, os profissionais contemporâneos encontraram um meio termo quando se trata de tomar a decisão de extrair dentes como parte do tratamento. Completar com sucesso o fechamento de espaço é um processo complicado e multifatorial que requer um alto nível de habilidade, conhecimento e experiência. O encerramento de espaços pode ser efectuado através de um dos dois métodos: mecânica de deslizamento (mecânica de fricção) ou de fecho de anéis (mecânica sem fricção).

A escolha entre esses dois métodos é baseada principalmente no plano de tratamento, no aparelho que está sendo utilizado e na preferência do clínico. Alças de fechamento ,[4445] eram comumente utilizadas para o fechamento de espaços com aparelhos edgewise padrão, porque a presença de dobras de arcos, como as dobras de primeira, segunda e terceira ordem, tornava impraticáveis outros métodos de fechamento de espaços. Entretanto, com a introdução do aparelho edgewise pré-ajustado por Andrews, a necessidade dessas dobras foi eliminada, levando ao desenvolvimento da técnica do fio reto[46] . Esta abordagem permite uma mecânica de deslizamento que requer movimento entre o fio e o braquete, que é resistido por fricção, ligação e entalhe.

A mecânica de deslizamento pode conseguir o fechamento do espaço retraindo separadamente o canino e depois os quatro incisivos (dois passos), ou retraindo todo o segmento anterior simultaneamente (em massa). Tradicionalmente, acreditava-se que a técnica de dois passos colocava menos tensão na unidade de ancoragem. A ideia por trás disso é que a divisão da unidade ativa em caninos seguida pelos quatro incisivos resulta em menor perda de ancoragem devido à diferença na área de superfície do ligamento periodontal entre as unidades ativa e de ancoragem ao longo do processo de tratamento. No entanto, alguns ortodontistas consideraram este método complicado e demorado, argumentando que a divisão da tensão não elimina o seu efeito global sobre a unidade de ancoragem. De acordo com uma revisão sistemática feita por **Rizk et al** (2017)[47], tanto a retração em massa quanto a retração individual dos caninos são igualmente eficazes para fechar espaços, e não há discrepância notável entre as duas técnicas em relação à quantidade de movimento dentário anterior ou perda de ancoragem molar. Quando se trata de apinhamento anterior significativo ou discrepâncias na linha média, pode não ser possível realizar a retração em massa no tratamento ortodôntico. Nessas situações, o ortodontista pode optar por retrair os caninos inicialmente para criar espaço para o alinhamento dos incisivos.

São utilizados vários aparelhos para retrair caninos e fechar espaços de extração, sendo o sucesso da retração do canino influenciado por factores como o tipo de aparelho utilizado, a quantidade de força aplicada, a técnica utilizada e a área do ligamento periodontal. Embora tenha havido inúmeras investigações sobre a correlação entre a magnitude ideal da força e a taxa de retração do canino, apenas alguns estudos em humanos foram relatados. **Story e Smith**[48] e **Lee**[49] relataram uma força óptima de 150 a 200 g para a retração do canino mandibular. Estudos subsequentes relataram vários intervalos de força ideais, com **Iwasaki et al**[50] sugerindo que o movimento eficaz do dente pode ser alcançado com forças tão baixas quanto 18 g. **Boester e Johnston**[51] relataram um intervalo de 140 a 300 g, enquanto **Paulsen et al**[52] usaram 50 a 75 g para a retração do canino. **Huffman e Way**[53] defenderam uma força óptima de 200 g, enquanto **Hixon et al**[54] referiram que forças mais elevadas produzem um movimento dentário mais eficaz. Num estudo que envolveu mini-implantes, **Buchter et al**[55] descobriram que a carga imediata de implantes com uma força de 100 cN tinha uma elevada taxa de sucesso.

Paulsen et al[52] **e Sleichter**[56] relataram uma taxa média de 1 mm por mês para a retração do canino, enquanto **Sonis et al**[57] encontraram taxas que variam de 0,99 a 1,51 mm em 3 semanas.

As disparidades entre os seus resultados podem dever-se aos níveis de força mais elevados utilizados nos seus estudos. **Boester e Johnston**[51] obtiveram taxas de retração de caninos de 3,24 e 2,05 mm em 2 meses na maxila e na mandíbula, respetivamente. **Hixon et al**[54] obtiveram uma taxa de 0,17 mm por semana para uma força de 100 g. **Thiruvenkatachari et al**[58] verificaram que as âncoras de implantes resultaram numa retração mais rápida dos caninos, com diferenças médias de 0,6 mm na maxila e 0,35 mm na mandíbula. Durante a retração do canino, os mini-implantes proporcionam uma ancoragem absoluta, enquanto que com os métodos convencionais foi evidente alguma perda de ancoragem, o que resultará numa aplicação de força reduzida através dos métodos convencionais. Isto indica que os mini-implantes foram âncoras eficientes e podem produzir uma retração mais rápida do canino.

COMPARAÇÃO DA PERDA DE ANCORAGEM

MINI-IMPLANTES VS ANCORAGEM MOLAR (DENTÁRIA)

Ao comparar a perda de ancoragem entre o grupo de mini-implantes e o grupo de ancoragem de molares, no estudo de boca dividida realizado por **Thiruvenkatachari et al (2005)**[58] mostrou que houve uma perda média de ancoragem de 1,60 mm na maxila e 1,70 mm na mandíbula no lado de ancoragem de molares, enquanto nenhuma perda de ancoragem foi observada no lado do implante. Além disso, **Davis et al (2018)**[59] observaram que, nos lados do implante maxilar e molar, a taxa média de retração do canino foi de 0,95 mm/mês e 0,82 mm/mês, respetivamente, enquanto nos lados do implante mandibular e molar, foi de 0,81 mm/mês e 0,76 mm/mês, respetivamente. A perda média de ancoragem foi de 0,1 mm no lado do implante e 1,3 mm no lado do molar para a maxila, e 0,06 mm no lado do implante e 1,3 mm no lado do molar para a mandíbula. A alteração média na inclinação molar foi de 0,3° no lado do implante e 2,45° no lado molar da maxila, e 0,19° no lado do implante e 2,69° no lado molar da mandíbula. Com base nestes resultados, pode inferir-se que a ancoragem de implantes pode servir como um substituto eficaz da ancoragem tradicional de molares.

MINI-IMPLANTES VS ARNÊS

Yao et al (2008)[60] examinaram que o grupo que recebeu ancoragem esquelética demonstrou uma maior retração dos dentes anteriores (8,17 mm vs 6,73 mm) e uma menor mesialização dos molares superiores (0,88 mm vs 2,07 mm) em comparação com o grupo do aparelho extrabucal. A duração do tratamento também foi mais curta no grupo de ancoragem esquelética (29,81 meses vs 32,29 meses). Além disso, os pacientes que receberam miniplacas tiveram mais movimento de translação dos incisivos do que movimento de inclinação, e maior intrusão dos dentes maxilares, levando a uma diminuição significativa do ângulo do plano mandibular. Os pacientes com ângulos do plano mandibular baixos a médios não apresentaram diferenças significativas entre os dois grupos, mas observou-se uma maior retração dos incisivos superiores e um menor movimento mesial do primeiro molar no grupo dos mini-implantes. Os pacientes com um ângulo do plano mandibular elevado que receberam ancoragem esquelética apresentaram uma intrusão genuína do primeiro molar superior e uma redução do ângulo do plano mandibular, enquanto que os que receberam ancoragem com aparelho extrabucal apresentaram extrusão do primeiro molar superior e um aumento do ângulo do plano mandibular. Ao contrário do grupo do aparelho extrabucal, o grupo do mini-implante apresentou movimento anterior do Ponto A. Os resultados do estudo sugerem que a ancoragem esquelética é mais eficaz do que o aparelho extrabucal convencional no controlo da protrusão dentoalveolar maxilar, tanto na vertical como na horizontal.

MINI-IMPLANTES VS MÉTODOS CONVENCIONAIS

A diferença média de perda de ancoragem alcançada através de métodos ortodônticos convencionais versus aqueles derivados de MIs de acordo com **Papadopoulos et al. (2011)**[61] foi encontrada para ser maior no grupo convencional em 2,4 mm. O reforço MI demonstrou diminuir significativamente a perda de ancoragem dos dentes posteriores quando comparado com o reforço de ancoragem convencional. Além disso, o estudo verificou que a perda de ancoragem foi maior na maxila do que na mandíbula (-0,6 mm vs. 0,2 mm), indicando que os MIs mandibulares forneceram ancoragem mais do que suficiente, com o efeito combinado a traduzir-se num ganho de ancoragem. Resultados semelhantes foram observados por **Tian et al. (2020)**[62] , que revelaram um aumento significativo na preservação da ancoragem no grupo de ancoragem de implantes tanto para o maxilar (1,56 mm) como para a mandíbula (1,62 mm), bem como na retração do canino tanto para o maxilar (0,43 mm) como para a mandíbula (0,26 mm). Estes resultados realçam a eficácia superior de ancoragem dos IMs quando utilizados na mandíbula, o que poderá ser potencialmente atribuído à elevada densidade do osso mandibular.

MINI-IMPLANTES VS TPA

Ao comparar o grupo TPA com o grupo TAD, **Kecik (2016)**[63] concluiu que não houve movimento mesial significativo ou inclinação dos primeiros molares observados no grupo TAD. Em contraste, foi observado um movimento significativo no grupo TPA ($P < 0,05$). Enquanto outro estudo feito por **Noreen et al (2019)**[64] relatou que no grupo TPA, a quantidade de perda de ancoragem observada foi de 2,19 mm e 2,25 mm para os molares direito e esquerdo, respetivamente. Por outro lado, o grupo TPA-Nance demonstrou uma perda de ancoragem de 1,23 mm e 1,25 mm para os molares direito e esquerdo, respetivamente, enquanto o MI mostrou uma perda de ancoragem de 0,33 mm para o molar direito e 0,11 mm para o molar esquerdo. Esses achados indicam que todos os métodos avaliados são eficazes para melhorar a ancoragem ortodôntica, enquanto **Sharma et al (2019)**[65] descobriram que no implante mini-parafuso o movimento mesial médio dos primeiros molares entre T1 e T2 foi de 0,0 mm (SD- 0,02), enquanto em um grupo de arco transpalatino, houve um movimento médio para frente dos primeiros molares foi de 2,48 mm (SD-0,71).

Esses resultados

sugerem que, embora o TPA possa não fornecer controlo suficiente sobre o movimento ântero-posterior dos dentes primeiros molares superiores no tratamento de extração de primeiros pré-molares. Os TADs, por outro lado, são mais eficazes em fornecer ancoragem absoluta durante a retração do canino superior em comparação com o arco transpalatino.

CONCLUSÃO

Os ortodontistas são obrigados a planear um protocolo de tratamento de extração em certos casos, como a protrusão bimaxilar. Nestes casos, o fecho do espaço é conseguido através de um dos dois métodos: mecânica de deslizamento (com fricção) ou mecânica de anéis de fecho (sem fricção). A utilização da mecânica de deslizamento tornou-se possível com a introdução do aparelho de fio reto. A mecânica de deslizamento pode conseguir o fecho do espaço através da retração em massa ou da retração individual dos caninos. Pacientes com má oclusão, com apinhamento no segmento anterior ou discrepância na linha média, necessitam de espaço para o desentupimento e, portanto, a retração individual dos caninos é a escolha para o fechamento do espaço nesses casos. As forças, quando aplicadas para o movimento dentário necessário, também geram forças recíprocas da mesma magnitude, levando assim ao movimento indesejado dos dentes ancorados. Por conseguinte, o controlo da ancoragem desempenha um papel crucial nos casos que requerem extracções. Anteriormente, eram utilizados dispositivos de ancoragem convencionais, como a arcada transpalatina, a arcada palatina de nance, a arcada lingual e o aparelho extrabucal para preservar a ancoragem. Estes dispositivos eram vantajosos, uma vez que o seu desenho é simples de fazer, é menos invasivo e é económico. No entanto, estes dispositivos exigem a colaboração do doente, são volumosos e esteticamente pouco apelativos. Foi também referido que estes dispositivos não proporcionam uma ancoragem absoluta quando necessário.

Assim, este facto levou ao desenvolvimento de dispositivos de ancoragem esquelética como os TADs e as miniplacas. Estes revelaram-se superiores aos métodos de ancoragem convencionais, uma vez que têm um tamanho mais pequeno, são mais fáceis de colocar, têm um período de espera mais curto ou inexistente, não afectam a oclusão e não exigem a colaboração do doente. Para além disso, a sua colocação precisa requer que o clínico passe por uma curva de aprendizagem e experiência.

O sistema de ancoragem esquelética é sensível à técnica, uma vez que factores como o local, o tamanho e a angulação afectam a estabilidade dos mini-implantes. Quando se planeia a retração dos dentes anteriores com ancoragem máxima, o local adequado para os mini-implantes é mesial ou distal ao primeiro molar. Por outro lado, o diâmetro de 1,52 mm e o comprimento de 8 mm foram mais bem sucedidos com uma angulação de 90° quando as estruturas anatómicas são favoráveis. Assim, os dados científicos actuais sustentam que ocorre uma maior retração do canino, juntamente com uma perda mínima de ancoragem, quando são utilizados mini-implantes para o controlo da ancoragem, em comparação com os métodos convencionais.

No entanto, a investigação adicional sobre as técnicas de colocação de mini-implantes, o design, os seus princípios biomecânicos e os resultados do tratamento ainda tem um âmbito futuro no mundo da ciência.

REFERÊNCIAS

1. Proffit WR, Fields HW. Ortodontia Contemporânea. 4ª edição. St. Louis USA: Mosby; 2007: 686-718.
2. Ribeiro GLU, Jacob HB. Entendendo as bases do fechamento de espaços em ortodontia para um tratamento ortodôntico mais eficiente. Dent Press J Orthod. 2016;21(2):115-25.
3. Nanda R. Biomecânica e estratégias estéticas em ortodontia clínica. 1st edition.Elsevier Health Sciences; 2005:194-210.
4. McLaughlin RP, Bennett JC. Controlo da ancoragem durante o nivelamento e alinhamento com um sistema de aparelhos pré-ajustados. J Clinical Orthodontics. 1991;25(11):687-96.
5. Talapaneni AK, Supraja G, Prasad M, Kommi PB. Comparação das alterações dentárias sagitais e verticais durante a primeira fase do tratamento ortodôntico com prescrição MBT vs ROTH. Indian J Dental Res. 2012;23(2):182-6.
6. Zablocki HL, McNamara JA, Franchi L, Baccetti T. Efeito do arco transpalatino durante o tratamento de extração. Am J Orthod Dentofacial Orthop. 2008 ;133(6):852-60.

7. Gainsforth BL, Higley LB. Um estudo das possibilidades de ancoragem ortodôntica no osso basal. Am J Orthod Oral Surg. 1945;31(8):406-17.

8. Linkow LI. O implante de lâmina endóssea e a sua utilização em ortodontia. Int J Orthod. 1969;7(4):149-54.

9. Creekmore TD, Eklund MK. A possibilidade de ancoragem esquelética. J Clin Orthod. 1983;17(4):266-9.

10. Roberts WE, Smith RK, Zilberman Y, Mozsary PG, Smith RS. Adaptação óssea à carga contínua de implantes endósseos rígidos. Am J Orthod. 1984;86(2):95-111.

11. Block MS, Hoffman DR. Um novo dispositivo para ancoragem absoluta em ortodontia. Am J Orthod Dentofacial Orthop. 1995;107(3):251-8.

12. Wehrbein H, Glatzmaier J, Mundwiller U, Diedrich P. O orthosystem - um novo sistema de implantes para ancoragem ortodôntica no palato. J Orofac Orthop. 1996;57(3):142-53.

13. Kanomi R. Mini-implante para ancoragem ortodôntica. J Clin Orthod. 1997;31(11):763-7.

14. Graber, Vanarsdall, Vig. Orthodontic Current Principles And Technique. 5th Ed. St. Louis USA: Mosby; 2011:217-290.

15. Peck S. The contributions of Edward H. Angle to dental public health (As contribuições de Edward H. Angle para a saúde pública dentária). Community Dent. Health. 2009;26(3):130-1.

16. Greenspan RA. Gráficos de referência para aplicação de força extra-oral controlada em molares superiores. Am J Orthod. 1970;58(5):486-91.

17. Zablocki HL, McNamara JA Jr, Franchi L, Baccetti T. Efeito do arco transpalatino durante o tratamento de extração. Am J Orthod Dentofacial Orthop. 2008;133(6):852-60.

18. Singh P, Cox S. Arco palatino de Nance: uma história de precaução. J Orthod. 2009;36(4):272-6.

19. Ayala Perez C, de Alba JA, Caputo AA, Chaconas SJ. Retração de caninos com o aparelho extrabucal J hook. Am J Orthod. 1980;78(5):538-47.

20. Turley PK, Kean C, Schur J, Stefanac J, Gray J, Hennes J et al. Aplicação de força ortodôntica a implantes endósseos de

titânio. Angle Orthod. 1988;58(2):151-62.

21. Block MS, Hoffman DR. Um novo dispositivo para ancoragem absoluta em ortodontia. Am J Orthod Dentofacial Orthop. 1995;107(3):251-8.

22. Schnelle MA, Beck FM, Jaynes RM, Huja SS. Uma avaliação radiográfica da disponibilidade de osso para colocação de mini-implantes. Angle Orthod. 2004;74(6):832-7.

23. Kim YK, Kim YJ, Yun PY, Kim JW. Efeitos da forma cónica, da rosca dupla e do comprimento nas propriedades mecânicas dos mini-implantes. Angle orthod. 2009 ;79(5):908-14.

24. Antoszewska J, Papadopoulos MA, Park HS, Ludwig B. Experiência de cinco anos com implantes ortodônticos mini-implantes: uma investigação retrospetiva dos factores que influenciam as taxas de sucesso. Am J Orthod Dentofacial Orthop. 2009;136(2):158-e1.

25. Kuroda S, Sugawara Y, Deguchi T, Kyung HM, Takano-Yamamoto T Utilização clínica de implantes mini-implantes como ancoragem ortodôntica: taxas de sucesso e desconforto pós-

operatório. Am J Orthod Dentofacial Orthop. 2007;131(1):9-15.

26. Sarul M, Minch L, Park HS, Antoszewska-Smith J. Efeito do comprimento dos implantes de mini-parafusos ortodônticos na sua estabilidade a longo prazo: um estudo prospetivo. Angle Orthod. 2015;85(1):33-8.

27. Ardani IG, Indharmawan R, Hamid T. O efeito do comprimento do mini-implante e da densidade óssea na resistência da ancoragem: Um estudo in vitro. Int Orthod. 2019 ;17(3):446-50.

28. Miyawaki S, Koyama I, Inoue M, Mishima K, Sugahara T, Takano-Yamamoto T. Factores associados à estabilidade dos parafusos de titânio colocados na região posterior para ancoragem ortodôntica. Am J Orthod Dentofacial Orthop.2003;124(4):373-8.

29. Carano A. Aplicações clínicas do sistema de ancoragem mini-parafuso. J. Clin. Orthod. 2005;39(3):9-24.

30. Berens A, Wiechmann D, Dempf R. Mini- e micro-parafusos para ancoragem esquelética temporária em terapia ortodôntica. J Orofac Orthop. 2006;67(6):450-8.

31. Chatzigianni A, Keilig L, Reimann S, Eliades T, Bourauel C. Efeito do comprimento e diâmetro do mini-implante na estabilidade primária sob carga com dois níveis de força. Eur J Orthod. 2011 Aug;33(4):381-7. doi: 10.1093/ejo/cjq088. Epub 2010 Nov 9. PMID: 21062964.

32. Paul D, Verma S, Khanna R, Tikku T, Maurya RP, Srivastava K, et al. Efeito do comprimento e do ângulo de inserção na estabilidade dos mini-implantes utilizados para a retração dos dentes anteriores - um estudo in vitro. Indian J Orthod Dentofacial Res. 2020;6(1):19-23

33. Petrey JS, Saunders MM, Kluemper GT, Cunningham LL, Beeman CS. Variáveis de inserção do dispositivo de ancoragem temporária: efeitos na retenção. Angle Orthod. 2010 ;80(4):634-41.

34. Omar A, Ishak MI, Harun MN, Sulaiman E, Kasim NH. Efeitos da colocação de diferentes angulações de mini-implantes em ortodontia. Aplic. Mech. Mater. 2012 ;121(1):1214-1219.

35. Lee J, Kim JY, Choi YJ, Kim KH, Chung CJ. Efeitos do ângulo de

colocação e da direção de aplicação da força ortopédica na estabilidade dos mini-implantes ortodônticos. Angle Orthod. 2013;83(4):667-73.

36. Park HS, Jeong SH, Kwon OW. Factores que afectam o sucesso clínico dos implantes de parafuso utilizados como ancoragem ortodôntica. Am J Orthod Dentofac Orthop. 2006;130(1):18-25.

37. Maya RR, Pinzan-Vercelino CR, Gurgel JD. Efeito do ângulo de posicionamento vertical no torque de inserção de mini-implantes em osso alveolar humano. Dental Press J Orthod. 2016;21(1):47-52.

38. Garfinkle JS, Cunningham LL Jr, Beeman CS, Kluemper GT, Hicks EP, Kim MO. Avaliação da ancoragem ortodôntica de mini-implantes na terapia de extração de pré-molares em adolescentes. Am J Orthod Dentofacial Orthop. 2008;133(5):642-53.

39. Fritz U, Ehmer A, Diedrich P. Adequação clínica de microparafusos de titânio para ancoragem ortodôntica - experiências preliminares. J Orofac Orthop. 2004 ;65(5):410-8.

40. Liou EJ, Pai BC, Lin JC. Os mini-implantes permanecem estacionários sob forças ortodônticas? Am J Orthod Dentofacial Orthop. 2004;126(1):42-7.

41. Cheng SJ, Tseng IY, Lee JJ, Kok SH. Um estudo prospetivo dos factores de risco associados à falha de mini-implantes utilizados para ancoragem ortodôntica. Int J Oral Maxillofac Implants. 2004;19(1)42-51.

42. Huja SS, Litsky AS, Beck FM, Johnson KA, Larsen PE. Força de tração dos parafusos monocorticais colocados nos maxilares e mandíbulas de cães. Am J Orthod Dentofacial Orthop. 2005;127(3):307-13.

43. Kim JW, Ahn SJ, Chang YI. Análise histomorfométrica e mecânica do parafuso sem broca como ancoragem ortodôntica. Am J Orthod Dentofacial Orthop. 2005;128(2):190-4.

44. Lewis PD. Encerramento de espaços em casos de extração. Am J Orthod. 1950;36(3):172-91.

45. Graber TM. O aparelho edgewise na prática de rotina. Am J Orthod. 1960;46(1):1-23.

46. Schwaninger B. Avaliação do conceito de fio de arco reto. Am J Orthod. 1978;74(2):188-96.

47. Rizk MZ, Mohammed H, Ismael O, Bearn DR. Eficácia da retração em massa versus retração em dois passos: uma revisão sistemática e meta-análise. Prog Orthod. 2018;18(1):41.

48. Rizk MZ, Mohammed H, Ismael O, Bearn DR. Eficácia da retração em massa versus retração em dois passos: uma revisão sistemática e meta-análise. Prog Orthod. 2018;18(1):41.

49. Lee B. Reimplantação entre a taxa de movimentação dentária e a pressão estimada aplicada. J. Dent. Res. 1965;44(1):10-53.

50. Iwasaki LR, Haack JE, Nickel JC, Morton J. Human tooth movement in response to continuous stress of low magnitude. Am J Orthod Dentofacial Orthop. 2000;117(2):175-83..

51. Boester CH, Johnston LE. Uma investigação clínica dos conceitos de força diferencial e óptima na retração de caninos. Angle Orthod. 1974;44(2):113-9.

52. Paulsen RC, Speidel TM, Isaacson RJ. Um estudo laminográfico da retração dos cúspides versus perda de ancoragem dos

molares. Angle Orthod .1970;40(1):20-7

53. Huffman DJ, Way DC. Uma avaliação clínica do movimento dentário ao longo de fios de arco de dois tamanhos diferentes. Am J Orthod . 1983;83(6):453-9.

54. Hixon EH, Atikian H, Callow GE, McDonald HW, Tacy RJ. Força óptima, força diferencial e ancoragem. Am J Orthod.1969;55(5):437-57.

55. Büchter A, Wiechmann D, Koerdt S, Wiesmann HP, Piffko J, Meyer U. Reação do implante relacionada com a carga de mini-implantes utilizados para ancoragem ortodôntica. Clin Oral Implants Res. 2005;16(4):473-9.

56. Sleichter CG. Uma avaliação clínica de forças leves e pesadas no fecho de espaços de extração. Angle Orthod 1971;41(1): 66-75.

57. Sonis AL, Van der Plas E, Gianelly A. Uma comparação de auxiliares elastoméricos versus fio elástico no encerramento do local de extração de pré-molares: um estudo in vivo. Am J Orthod.1986;89(1):73-8.

58. Thiruvenkatachari B, Ammayappan P, Kandaswamy R. Comparação da taxa de retração dos caninos com a ancoragem convencional de molares e a ancoragem de implantes de titânio. Am J Orthod Dentofacial Orthop. 2008;134(1):30-5.
59. Davis D, Krishnaraj R, Duraisamy S, Ravi K, Dilip S, Charles A et al. Comparação da taxa de retração do canino e do potencial de ancoragem entre a ancoragem de mini-implantes e de molares convencionais: Um estudo in vivo. Contemp Clin Dent. 2018;9(3):337-42.
60. Yao CC, Lai EH, Chang JZ, Chen I, Chen YJ. Comparação dos resultados do tratamento entre a ancoragem esquelética e a ancoragem extra-oral em adultos com protrusão dentoalveolar maxilar. Am J Orthod Dentofacial Orthop. 2008;134(5):615-24.
61. Papadopoulos MA, Papageorgiou SN, Zogakis IP. Eficácia clínica dos implantes de mini-implantes ortodônticos: uma meta-análise. J. Dent. Res. 2011 ;90(8):969-76.
62. Tian H, Xie C, Lin M, Yang H, Ren A. Eficácia dos dispositivos ortodônticos de ancoragem temporária na retração dos caninos

e na preservação da ancoragem durante a técnica dos dois passos: uma revisão sistemática e meta-análise. BMC Oral Health. 2020;20(1):1-2.

63. Kecik D. Comparação de dispositivos de ancoragem temporária e reforço de ancoragem mediado por arco transpalatino durante a retração do canino. Eur J Dent. 2016;10(4):512-6.

64. Nor NF, Sinniah SD, Dasor MM. Comparação de três métodos de ancoragem ortodôntica: Um Estudo Prospetivo. J Int Dent Med Res. 2019;12(1):185-91.

65. Sharma M, Sharma V, Khanna B. Implante de mini-parafuso ou reforço de ancoragem mediado por arco transpalatino durante a retração do canino: um ensaio clínico aleatório. J Orthod. 2012;39(2):102-10.

66. Ayala Perez C, de Alba JA, Caputo AA, Chaconas SJ. Retração de caninos com o aparelho extrabucal J hook. Am J Orthod. 1980;78(5):538-47.

67. Turley PK, Kean C, Schur J, Stefanac J, Gray J, Hennes J et al. Aplicação de força ortodôntica a implantes endósseos de titânio.

Angle Orthod. 1988;58(2):151-62.

68. Lewis PD. Encerramento de espaços em casos de extração. Am J Orthod. 1950;36(3):172-91.

69. Graber TM. O aparelho edgewise na prática de rotina. Am J Orthod. 1960;46(1):1-23.

70. Schwaninger B. Avaliação do conceito de fio de arco reto. Am J Orthod. 1978;74(2):188-96.

71. Rizk MZ, Mohammed H, Ismael O, Bearn DR. Eficácia da retração em massa versus retração em dois passos: uma revisão sistemática e meta-análise. Prog Orthod. 2018;18(1):41.

72. Storey E, Smith R. Force in orthodontics and its relations to tooth movement. Aust J Dent. 1952;56(4):11-8

73. Iwasaki LR, Haack JE, Nickel JC, Morton J. Human tooth movement in response to continuous stress of low magnitude. Am J Orthod Dentofacial Orthop. 2000;117(2):175-83..

74. Lee B. Reimplantação entre a taxa de movimentação dentária e a pressão estimada aplicada. J. Dent. Res. 1965;44(1):10-53.

75. Boester CH, Johnston LE. Uma investigação clínica dos

conceitos de força diferencial e óptima na retração de caninos. Angle Orthod. 1974;44(2):113-9.

76. Paulsen RC, Speidel TM, Isaacson RJ. Um estudo laminográfico da retração dos cúspides versus perda de ancoragem dos molares. Angle Orthod .1970;40(1):20-7

77. Huffman DJ, Way DC. Uma avaliação clínica do movimento dentário ao longo de fios de arco de dois tamanhos diferentes. Am J Orthod . 1983;83(6):453-9.

78. Hixon EH, Atikian H, Callow GE, McDonald HW, Tacy RJ. Força óptima, força diferencial e ancoragem. Am J Orthod.1969;55(5):437-57.

79. Buchter A, Wiechmann D, Koerdt S, Wiesmann HP, Piffko J, Meyer U. Reação do implante relacionada com a carga de mini-implantes utilizados para ancoragem ortodôntica. Clin Oral Implants Res. 2005;16(4):473-9.

80. Sonis AL, Van der Plas E, Gianelly A. Uma comparação de auxiliares elastoméricos versus fio elástico no encerramento do local de extração de pré-molares: um estudo in vivo. Am J

Orthod.1986;89(1):73-8.

81. Sleichter CG. Uma avaliação clínica de forças leves e pesadas no fecho de espaços de extração. Angle Orthod 1971;41(1): 66-75.

82. Park HS, Jeong SH, Kwon OW. Factores que afectam o sucesso clínico dos implantes de parafuso utilizados como ancoragem ortodôntica. Am J Orthod Dentofac Orthop. 2006;130(1):18-25.

83. Petrey JS, Saunders MM, Kluemper GT, Cunningham LL, Beeman CS. Variáveis de inserção do dispositivo de ancoragem temporária: efeitos na retenção. Angle Orthod. 2010 ;80(4):634-41.

84. Omar A, Ishak MI, Harun MN, Sulaiman E, Kasim NH. Efeitos da colocação de diferentes angulações de mini-implantes em ortodontia. Aplic. Mech. Mater. 2012 ;121(1):1214-1219.

85. Lee J, Kim JY, Choi YJ, Kim KH, Chung CJ. Efeitos do ângulo de colocação e da direção de aplicação da força ortopédica na estabilidade dos mini-implantes ortodônticos. Angle Orthod. 2013;83(4):667-73.

86. Maya RR, Pinzan-Vercelino CR, Gurgel JD. Efeito do ângulo de posicionamento vertical no torque de inserção de mini-implantes em osso alveolar humano. Dental Press J Orthod. 2016;21(1):47-52.

87. Fritz U, Ehmer A, Diedrich P. Adequação clínica de microparafusos de titânio para ancoragem ortodôntica - experiências preliminares. J Orofac Orthop. 2004 ;65(5):410-8.

88. Cheng SJ, Tseng IY, Lee JJ, Kok SH. Um estudo prospetivo dos factores de risco associados à falha de mini-implantes utilizados para ancoragem ortodôntica. Int J Oral Maxillofac Implants. 2004;19(1)42-51.

89. Huja SS, Litsky AS, Beck FM, Johnson KA, Larsen PE. Força de tração dos parafusos monocorticais colocados nos maxilares e mandíbulas de cães. Am J Orthod Dentofacial Orthop. 2005;127(3):307-13.

90. Kim JW, Ahn SJ, Chang YI. Análise histomorfométrica e mecânica do parafuso sem broca como ancoragem ortodôntica. Am J Orthod Dentofacial Orthop. 2005;128(2):190-4.

91. Kim YK, Kim YJ, Yun PY, Kim JW. Efeitos da forma cónica, da rosca dupla e do comprimento nas propriedades mecânicas dos mini-implantes. Angle orthod. 2009 ;79(5):908-14.

92. Antoszewska J, Papadopoulos MA, Park HS, Ludwig B. Experiência de cinco anos com implantes mini-implantes ortodônticos: uma investigação retrospetiva dos factores que influenciam as taxas de sucesso. Am J Orthod Dentofacial Orthop. 2009;136(2):158-e1.

93. Kuroda S, Sugawara Y, Deguchi T, Kyung HM, Takano-Yamamoto T Utilização clínica de implantes mini-implantes como ancoragem ortodôntica: taxas de sucesso e desconforto pós-operatório. Am J Orthod Dentofacial Orthop. 2007;131(1):9-15.

94. Sarul M, Minch L, Park HS, Antoszewska-Smith J. Efeito do comprimento dos implantes de mini-parafusos ortodônticos na sua estabilidade a longo prazo: um estudo prospetivo. Angle Orthod. 2015;85(1):33-8.

95. Papadopoulos MA, Papageorgiou SN, Zogakis IP. Eficácia clínica dos implantes de mini-implantes ortodônticos: uma meta-

análise. J. Dent. Res. 2011 ;90(8):969-76.

96. Ardani IG, Indharmawan R, Hamid T. O efeito do comprimento do mini-implante e da densidade óssea na resistência da ancoragem: Um estudo in vitro. Int Orthod. 2019 ;17(3):446-50.

97. Miyawaki S, Koyama I, Inoue M, Mishima K, Sugahara T, Takano-Yamamoto T. Factores associados à estabilidade dos parafusos de titânio colocados na região posterior para ancoragem ortodôntica. Am J Orthod Dentofacial Orthop.2003;124(4):373-8.

98. Carano A. Aplicações clínicas do sistema de ancoragem mini-parafuso. J. Clin. Orthod. 2005;39(3):9-24.

99. Berens A, Wiechmann D, Dempf R. Mini- e micro-parafusos para ancoragem esquelética temporária em terapia ortodôntica. J Orofac Orthop. 2006;67(6):450-8.

Índice

INTRODUÇÃO 1
DISCUSSÃO 8
MÉTODOS DE ANCORAGEM CONVENCIONAIS ARCO TRANSPALATAL 10
ARCO PALATINO DE NANCE 11
CABEÇALHO 12
DISPOSITIVOS DE FIXAÇÃO TEMPORÁRIA 14
RETRACÇÃO DO CANINO 27
COMPARAÇÃO DA PERDA DE ANCORAGEM 32
MINI-IMPLANTES VS ANCORAGEM DE MOLARES (DENTÁRIOS) 32
MINI-IMPLANTES VS ARNÊS 33
MINI-IMPLANTES VS MÉTODOS CONVENCIONAIS 34
MINI-IMPLANTES VS TPA 36
CONCLUSÃO 37
REFERÊNCIAS 41

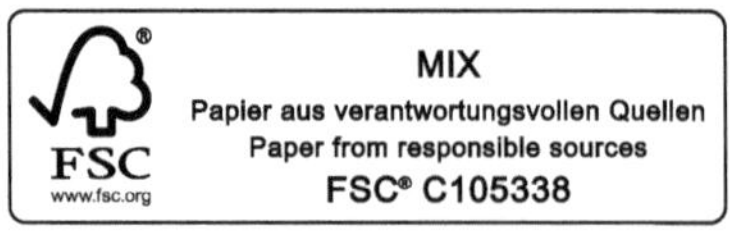

Printed by Books on Demand GmbH, Norderstedt / Germany